AF596371

Il a été déposé à la Bibliothèque Impériale deux exemplaires du présent Ouvrage, que je mets sous la protection de la Loi.

Je déclare que tous les exemplaires qui ne seront pas revêtus de ma signature seront réputés contrefaits.

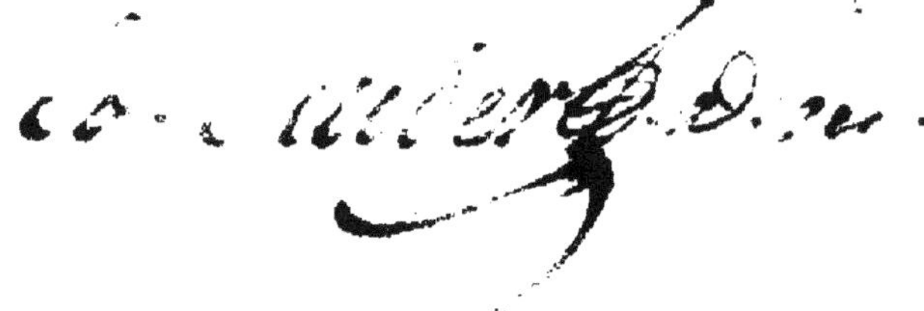

DÉCOUVERTE NOUVELLE

D'UN

PROCEDÉ SIMPLE ET FACILE,

POUR CONSERVER PENDANT PLUSIEURS ANNÉES

LE FLUIDE VACCIN INTACT,

L'avoir toujours disponible, et l'exporter dans les pays les plus éloignés, sous la ligne, aux tropiques et aux pôles, sans que l'espace, le temps et les diverses températures puissent ni le detruire, ni l'altérer;

PRÉCÉDÉE

d'un PROBLÊME, dont la solution a donné lieu à ces heureux résultats;

ET SUIVIE

d'une Dissertation sur les succès de la Vaccine dans les cas de Fièvre quarte;

PAR CHARLES-ÉDOUARD AUBER,

Docteur en Médecine, Membre non résidant de la Société académique des Sciences de Paris, Correspondant de la Société médicale d'Émulation de la même ville; de la Société galvanique; de l'Académie des Sciences, Arts et Belles-Lettres de Caen, etc., etc.; Médecin de l'hospice civil et des prisons de la ville de Pont-l'Évêque, département du Calvados.

Nisi utile est quod facimus, stulta est gloria.
PHÆDR. Lib. III, Fab. XVII.

Imprimé et publié sous les auspices du Comité central de Vaccine de Paris.

A PARIS,
Chez MOREAU, Libraire, rue des Grands-Augustins, nº. 12.

AN XIII — 1805.

On trouve chez le même Libraire à Paris, et chez l'Auteur, à Rouen, les Ouvrages suivans :

1°. *Traité complet et Observations-pratiques sur les Maladies Vénériennes*, par le Docteur Cirillo, premier médecin de S. M. le roi de Naples; traduit de l'italien, avec des notes, par Charles-Édouard Auber, Docteur-Médecin, etc. *Paris, an XI*, 1 *vol. in-8°. broché.*

2°. *Dissertation physiologique sur l'Origine et la Cause du Flux Menstruel chez les femmes*; par le même; brochure *in-8°. Paris, an XI.*

3°. *Coup-d'œil rapide sur les Eaux minérales et thermales de Lucques, etc.* Ouvrage imprimé par ordre et aux frais du Gouvernement de cette république; par le même, brochure *in-8°. An XI.*

AUX

PARTISANS ZÉLÉS

ET ÉCLAIRÉS

DE LA DÉCOUVERTE IMMORTELLE

DE JENNER.

INTRODUCTION.

Les bienfaits de la vaccine, *universellement* proclamés aujourd'hui, parce qu'ils sont bien constans, toujours certains, et qu'ils s'appuyent sur l'expérience, il reste encore aux médecins une immense lacune à remplir; car le vœu le plus solemnel des partisans de la nouvelle inocculation n'a point encore été couronné. Cet objet, de la plus haute importance, occupe les bons esprits depuis plusieurs années, sans qu'il ait paru jusqu'à ce jour, dans le monde littéraire, rien de positif, rien de parfaitement rassurant.

Il s'agit de *naturaliser* en France, en Europe, dans l'univers entier, le *Cowpox*, lequel ne se retrouve et n'est endémique qu'en Angleterre, dans le Holstein, et dans quelques provinces de la Chine, si l'on en croit certaines traditions. Il est bien fâcheux que toutes les tentatives faites en France pour parvenir à ce but si desiré, ayent été infructueuses; mais il ne faut pas s'en tenir là : la persévérance est souvent la seule mère des succès. Après avoir constamment échoué dans mes essais à cet égard, en Normandie, province riche en pâturages, qui, comme l'on sait, approche beaucoup du Glocester-shire, patrie de la vaccine, et par la nature de son sol et de ses productions, et par le caractère et l'industrie de ses habitans, je serois plus excusable qu'un autre, si je me récusois..... eh bien! au contraire, je redouble d'ardeur; je voudrois pouvoir électriser tous les vrais amis de l'humanité.

Mais s'il faut un jour renoncer entièrement à cette riante et trop douteuse expectative, il s'ouvre devant nous une autre carrière également belle à parcourir ; il nous reste à suppléer à cette espèce de pénurie, où voudroit nous réduire la Nature, par l'invention du véritable mode de conserver le rare fluide anti-variolique, une fois que nous le possédons. Dans tout état de choses, cet avantage seroit inappréciable ; car tant qu'on n'aura pas toujours sous la main le préservatif prêt à opposer à son ennemie, on ne parviendra point à la terrasser entièrement et à l'ensevelir sous ses ruines.

Frappé de l'insuffisance de la

méthode vulgaire de préparer le vaccin, j'ai suivi néanmoins le torrent pendant quelque temps. Cette méthode consiste à recueillir le fluide vaccin sur deux verres plats qu'on lute avec de la cire, soit blanche, soit à cacheter ; à les envelopper ensuite dans un chiffon ou dans du papier, et à les déposer dans un lieu frais. L'idée-*mère* de ce procédé est naturelle et bien conçue ; mais il ne suffit pas d'indiquer un but pour l'atteindre...... La saine théorie induisant véritablement à penser et à espérer que l'on pourroit conserver *indéfiniment* le fluide vaccin, si une fois on parvenoit à le défendre contre tous les élémens de la destruction, il falloit donc rigoureusement s'attacher à poursuivre chacun des agens destructeurs. Or, c'est ce que l'on n'a pas fait.

Cependant, la multitude usoit du moyen usuel de conserver le vaccin; on s'en tenoit là, malgré que ce fluide échouât souvent dès le jour même où il avoit été recueilli et préparé pour l'usage à venir. Il n'étoit guère présumable pourtant que tout le monde restât toujours dans cette espèce d'apathie; plusieurs hommes de l'art méditoient, sans doute, dans le même moment et comme de concert, sur les moyens d'obvier et de remédier à ce malheur réel. Je signale le docteur *Decarro*, de Vienne (en Autriche), qui, le premier, autant qu'il est venu à ma connoissance, dirigea toutes les ressources de son génie vers la recherche d'un meilleur procédé. Je ne soupçonnois pas avoir un aussi célèbre concurrent, lorsque le même sujet absorboit toutes mes foibles facultés ; je ne l'ai appris que fort tard, par la voie des journaux littéraires. J'aime à faire mention de MM. *Bretoneau* et *Valentin*, qui ont fait d'ingénieuses tentatives pour arriver au même résultat. Si d'autres collègues ont pris part à ce concours, je l'ignore et je le regrette, car j'éprouverois un plaisir bien doux à célébrer tous les bienfaiteurs de la vaccine.

Nullement frondeur par caractère, je suis ennemi, au contraire, de toute espèce d'innovations inutiles ; mais la méthode banale de conserver le vaccin fut si souvent infidèle dans mes mains, que je résolus d'abord de la rejeter entièrement, et de faire des efforts pour en inventer une plus sûre. Les difficultés nombreuses dont je fus comme assailli, en cherchant à reconstruire sur nouveaux frais, m'épouvantèrent : je ne tardai point à faire un pas rétrograde sur la route frayée d'où je cherchois à m'éloigner ; j'analysai, pour la première fois, d'une manière rigoureuse, cette méthode, et je la trouvai susceptible d'amélioration. En effet, elle remplit notoirement une grande partie des indications desirées, comme il est facile de le démontrer. Il n'étoit donc plus question que de la perfectionner.

Voici comment j'ai procédé dans mon analyse rationnelle : « On veut » éviter le contact de l'air, me

» suis-je dit ; doit-on y parvenir » par le moyen qu'on emploie ? — » On veut détourner la lumière, » le calorique, etc., en un mot » tous les agens externes et désor- » ganisateurs, pris en masse ou iso- » lément : a-t-on l'espoir d'en ve- » nir à ces fins, par les divers arti- » fices qu'on met en œuvre, etc. ? » J'obtins bientôt quelques jets de lumière ! Mais afin de tirer tout le parti possible de cet heureux apperçu, j'imaginai de réduire aux termes les plus simples, ces diverses questions et plusieurs autres qui en couloient comme de source, etc. ; il en résulta un *problême*, à la solution duquel je suis redevable de tous mes succès.

C'est alors que les ténèbres ne tardèrent pas à se dissiper pour moi;

il me sembla toucher, comme par enchantement, au fond de la difficulté. Je dressai un plan d'expérience; j'inventai un *appareil* conservateur du précieux fluide: je fis des essais; j'osai interroger la Nature..... Elle daigna me sourire! Les plus heureux résultats ont couronné mon attente. J'ai eu besoin de toutes les forces de ma raison pour me contenir..... Ce n'est qu'après dix-huit mois de succès non interrompus, que j'en ai instruit Son Exc. Mgr. le Ministre de l'Intérieur, en sa double qualité de savant et de président de la Société centrale de Vaccine. Mon Mémoire a emporté les honorables suffrages de cette réunion d'hommes célèbres; ils ont daigné applaudir à mes travaux, en m'engageant à les continuer. Que falloit-il de plus pour redoubler mon zèle et accroître mon espoir? Il me restoit à faire deux dernières expériences, des plus importantes comme des plus décisives; je les ai consommées, et elles m'ont fourni le sujet d'un second Mémoire, que j'ai lu en séance du Comité central de Vaccine, le 13 Floréal dernier.

Tel est le recueil que je publie aujourd'hui : il se compose du problême et des deux Mémoires très-circonstanciés dont je viens de faire mention. J'y ai joint un autre Mémoire, aussi relatif à la vaccine, lequel a été rédigé et adressé à Son Exc. Mgr. le Ministre de l'Intérieur, avant les deux autres. Il occuperoit la première place dans cet opuscule, si je me fusse astreint à y suivre l'ordre chronologique.

Le problême n'est point susceptible d'analyse. La solution que j'en donne m'a paru exacte et complète; au surplus, je la *soumets* aux savans, parce qu'ils sont mes juges-nés; j'expose de même à leur censure ou à leur approbation le reste de l'ouvrage. Je le dédie à tous les prosélytes de la nouvelle inoculation : j'en fais plus particulièrement un hommage respectueux aux souverains, pères des peuples, qui, dépositaires de la puissance suprême, en ont fait un digne emploi, en accueillant la vaccine et en créant des institutions tendantes à la répandre et à la propager.

Le premier Mémoire, ayant pour titre: *Procédé nouveau, simple et facile, pour conserver le Fluide Vaccin intact, de manière à l'exporter dans les pays les plus éloignés, sous quelque température que ce puisse être*, contient, en principal, la description de l'appareil dont je suis l'inventeur. On y trouvera des observations précieuses, d'où il résulte que mon vaccin a réussi après dix-huit mois de conservation et d'ancienneté.

Dans le second Mémoire, faisant suite à celui-ci, et intitulé : *Résultats de l'épreuve de deux Verres chargés de vaccin, conservés dans l'appareil au charbon, etc.*, je rends compte, ainsi que j'en avois pris l'engagement, de l'emploi des deux derniers verres préparés le 1er. Brumaire an XI, lesquels m'étoient restés, lorsque j'ai publié mes premières expériences. J'y établis le succès de mon fluide après le laps de deux années et trente-sept jours.

Ce Mémoire contient des faits neufs et extraordinaires.

Le troisième Mémoire, enfin, intitulé : *Rapport au Comité central de Vaccine, et Dissertation où il est prouvé, par l'observation, que la fièvre quarte n'est point un obstacle réel à l'inoculation de la vaccine; que, loin de la contre indiquer, cette espèce de fièvre peut y trouver un moyen curatif, etc.*, confirme ce que son titre promet. J'ai été engagé à le faire figurer ici, par des personnes recommandables de la profession.

Je livre à la presse ces différentes pièces, telles, à peu de chose près, qu'elles ont été présentées au Ministre et à la Société centrale de Vaccine : j'y ai ajouté quelques notes, dont plusieurs, sinon indispensables à l'intelligence du texte, m'ont paru utiles et devoir faire plaisir à une certaine classe de lecteurs. Mon but est de tâcher de me faire entendre de tout le monde, car le sujet que je traite intéresse l'universalité des hommes: il appartient à toutes les classes de la société.

Si cet humble essai, fruit de mes veilles et de mes méditations, présente aux critiques sévères quelque chose de diffus et de décousu dans le style, il faut attribuer, en partie, cette imperfection, à la forme même de l'ouvrage. Pour la faire disparoître, il suffit, je pense, en se rapportant à l'époque où chaque fragment a été écrit, de prendre les trois Mémoires à part, et de les lire suivant leur ordre de rédaction.

Il est sûr que mon plan auroit été tout autre, si j'eusse prétendu faire un ouvrage *ex-professo :* on m'auroit trouvé plus laconique, parce que je me serois purement attaché au fait. Au contraire, je n'offre que des pièces détachées, et je n'ai pu, j'en fais volontiers l'aveu, résister au charme d'écrire d'effusion de cœur. Si le désordre, l'exubérance même de mes idées choquent quelques personnes graves, je les supplie de se mettre un moment dans ma position..... j'atteins à peine au commencement de mon septième lustre.

PROBLÊME.

Prémière Proposition.

« Une fois le fluide vaccin convenablement
» mis en défense contre tous les agens externes
» et désorganisateurs, peut-on espérer de le
» conserver long-tems doué de ses propriétés
» anti-varioliques ? »

IIe. Proposition.

« Ces agens désorganiteurs étant l'*air*, l'*eau*
» (l'humidité), les *odeurs*, le *calorique*, le
» *froid intense* et la *lumière*, est-on parvenu,
» par les moyens usuels et connus, à en af-
» franchir le fluide vaccin ? »

IIIe. Proposition.

« Un seul des agens externes que l'on n'au-
» roit pu *maîtriser*, suffiroit-il pour détériorer
» ou détruire le fluide vaccin ? »

SOLUTION.

Réponse a la première Question.

« Personne n'en doute : tant de tentatives
» faites pour arriver à ce but, par des hommes
» recommandables, ne répondent-elles pas
» d'une manière satisfaisante à cette question ?
» Le *consensus* unanime des physiciens est,
» en cette matière, une probabilité bien voisine
» de la certitude. J'adopte l'affirmative. »

Réponse a la IIe. Question.

« Non, certes : on n'y est pas parvenu, car
» le fluide vaccin seroit resté *intact*, si la pre-
» mière proposition est vraie..... et je la crois
» irréfragable. »

Réponse a la IIIe. Question.

« On a lieu de le penser, puisque, dans les
» méthodes connues, on a indubitablement an-
» nulé l'action de l'air et de tous les autres
» *mobiles*, hormis celle du calorique. »

CONSÉQUENCE.

Il restoit donc à combattre victorieusement le *calorique*, qui, en éludant seul les divers artifices qu'on dirigeoit contre lui, annihiloit et neutralisoit, pour ainsi dire, toutes les précautions fructueuses prises contre les cinq autres causes de destruction et de mort, que je viens d'énoncer.

Eh bien ! j'ai opposé à cet être si subtil et si pénétrant, son véritable antagoniste : le *charbon* a été vainqueur dans cette espèce de lutte ! Le vaccin que j'ai mis sous son égide a bravé et le temps et les vicissitudes atmosphériques...

Je fournis la preuve de tout ce que j'avance dans le cours de cet écrit ; j'y détaille mes expériences ; j'y décris mon procédé ; j'y énonce franchement les faits tels qu'ils se sont offerts à mon observation.

AVERTISSEMENT.

AVERTISSEMENT.

J'ai énoncé d'une manière très-succincte, pages 20 et 21 de mon premier Mémoire, la manière dont je procède dans la préparation du fluide vaccin; mais réfléchissant que certaines personnes peu versées et accoutumées à expérimenter, pourroient se plaindre de ce que je n'ai point assez insisté sur quelques accessoires, je me suis déterminé à y suppléer ici, pour éviter toute espèce de reproches.

On prend deux verres blancs de même dimension, que l'on a soin de bien essuyer; on s'assure s'ils s'adaptent bien, alors on recueille le fluide vaccin sur un bouton pris dans son sixième ou septième jour (il faut prendre garde, en piquant le bourlet argenté de ce bouton, de tirer si peu de sang que ce soit, car la matière seroit suspecte): lorsqu'un des verres est chargé, on le dépose sur une table, on le recouvre aussitôt d'un verre convexe; on s'en éloigne, et on charge le second (qu'on applique le plus promptement possible contre le premier), en les éloignant de sa propre haleine; on saisit les deux verres ainsi appliqués l'un contre l'autre, avec une petite pince de fer sous chaque branche de laquelle on interpose un peu de coton en laine, pour éviter la fracture des verres en les serrant; on les remet sur la table, puis on enduit d'une légère couche de solution de gomme arabique, une petite bandelette de papier, qui, pour bien luter les verres, doit être un peu plus large que leurs bords; on passe légèrement le doigt dessus, pour la faire adhérer partout: on enveloppe les verres ainsi scellés dans du taffetas noir qu'on maintient par quelques circulaires de fil. Il est inutile d'insister et de revenir sur le reste du procédé, qui est suffisamment détaillé.

J'observe qu'il est bon de s'assurer de la température de l'appartement où on opère: si, en été, elle surpassoit dix-huit à vingt degrés du thermomètre de Réaumur, et qu'en hiver elle fût au-dessous de zéro, on auroit lieu de craindre de ne pas réussir; d'un autre côté, comme j'ai établi que le vaccin redoute les passages brusques et lents du froid au chaud, et vice versâ (*conférez le premier Mémoire, page 16*), *il est évident que, lorsqu'on le retire de l'*appareil conservateur, *il faut, autant que possible,* *le remettre dans les mêmes circonstances où il étoit lorsqu'on l'a plongé dans le charbon, lequel ne recevant et ne cédant point la chaleur, maintient toujours le fluide dans la même température. Or, si vous avez recueilli votre vaccin en été, dans un jour où le thermomètre indiquoit douze degrés, et que vous vouliez vous en servir en hiver, il faut vous fournir une température à-peu-près égale, opérer dans un appartement échauffé par un poële, ou auprès du feu,* et vice versâ. *On me trouvera bien minutieux ; mais il faut tâcher de l'être autant que moi : il vaut mieux prendre trop que trop peu de précautions. Je ne puis assez prémunir contre le calorique, malgré le peu de cas que semblent en faire ceux qui, par leurs procédés, le versent immédiatement sur le vaccin; malgré l'opinion de MM. les membres composant le Comité de Mont-Belliard, qui proposent de le dessécher au feu, au soleil, etc., etc.*

Quant à la manière de faire emploi du fluide, voici ma méthode: Après avoir séparé avec précaution les deux verres lutés ainsi que je viens de le dire, j'en recouvre un, toujours avec un verre convexe, pour éviter qu'il n'entre en contact avec les corps ambians, volatils, odorans, etc.; je saisis l'autre avec l'index et le pouce de la main gauche, et je dissous le vaccin dans le moins d'eau distillée possible, en triturant légèrement avec une lancette; lorsque le vaccin prend un aspect oléagineux, il est dissous et on peut l'insérer.

J'ai aussi une méthode d'insertion qui m'est propre: Je ne porte point horizontalement ma lancette sur le bras, je n'applique point le pouce dessus pour l'essuyer, selon le précepte général; je la plonge obliquement de haut en bas, je ne pénètre guère au-delà de l'épiderme, et je n'arrive jamais (autant que je suis sûr de la docilité des personnes que je vaccine) jusqu'aux vaisseaux capillaires; de cette façon je ne tire point de sang, qui souvent entraîne le vaccin et fait échouer l'opération. Ma piqûre, par la direction que je lui donne, forme une petite bourse où la gouttelette d'humeur vaccinale est reçue et presque infailliblement absorbée. Il est infiniment rare que je n'obtienne autant de boutons que de piqûres.

Copie de la Lettre écrite à l'Auteur, par le président du Comité central de Vaccine.

Le Président du Comité,

A Monsieur AUBER *(Charles-Édouard), Docteur-Médecin, de Pont-l'Évêque, département du Calvados.*

Le Comité a reçu, Monsieur, les Mémoires que vous lui avez adressés concernant les moyens de conserver toute sa vertu au Fluide Vaccin, recueilli et gardé, pour servir par la suite à la vaccination : il en a entendu la lecture avec beaucoup d'intérêt. Occupé lui-même de cet objet, qu'il regarde comme un des plus importans pour assurer la propagation et le maintien de la vaccine, sur-tout dans les campagnes, et dans tous les lieux dont la population n'est pas assez nombreuse pour donner une succession non-interrompue de vaccinations de bras-à-bras, il accueille avec empressement tout ce qui peut tendre à un but si desirable.

La commission que le Comité a établie pour faire des expériences à ce sujet, et pour vérifier les différens procédés qui ont été soumis à son examen par leurs auteurs, est chargée, Monsieur, de donner une attention particulière au vôtre. Déjà elle a fait construire, sous vos yeux et sous votre direction, les machines et appareils propres à constater vos observations. Le Comité les suivra, Monsieur, avec la plus scrupuleuse exactitude : il applaudit à vos vues, avec le desir bien sincère et l'*espoir* de voir vos efforts couronnés du plus heureux succès.

Je suis très-flatté, Monsieur, d'être en ce moment l'organe du Comité, et de pouvoir vous présenter, tant en son nom qu'au mien, l'assurance de nos sentimens d'estime et de la considération la plus distinguée.

Signé GUILLOTIN,

MONGENOT, *secrétaire-adjoint.*

Paris, le 28 floréal an 13.

PROCÉDÉ

NOUVEAU, SIMPLE ET FACILE,

POUR CONSERVER

LE FLUIDE VACCIN INTACT,

De manière à l'exporter dans les pays les plus éloignés, sous quelque température que ce puisse être (1).

Quæram omnia dubitans plerumque, et mihi ipse diffidens. CICER.

PREMIER MÉMOIRE (2).

LA Nature, avare du *cowpox* (3), préservatif précieux d'une maladie

(1) L'Auteur a obtenu le plus entier succès de celui qu'il a ainsi préparé, après un an et demi de date; et il est bien probable qu'il peut se conserver beaucoup plus longtemps par cette méthode.

(2) Ce mémoire a été adressé à son Exc. Mgr. le Ministre de l'Intérieur, le 15 prairial an XII.

(3) Substantif anglais, traduit en notre langue par le mot *Vaccine*.

qui passe avec raison pour un des plus grands fléaux de l'espèce humaine, a voulu qu'il ne fût indigène que de certaines contrées. La vaccine n'est endémique que dans la Grande-Bretagne et le Holstein : on n'a point au moins acquis la certitude que d'autres régions jouissent du même avantage ; mais heureusement, les peuples condamnés à cette pénurie, ont bien des raisons de s'en consoler : combien déjà de productions diverses n'ont pas été transportées d'un hémisphère dans l'autre ? Le germe de la vaccine pourroit bien être *cosmopolite:* il ne resteroit plus alors à l'industrie humaine, qu'à trouver le véritable moyen de l'exporter *intact* sur divers points du globe, pour l'y naturaliser, ou au moins l'y conserver. L'honneur d'une telle découverte est réservé aux médecins. On ne peut en disconvenir : la science qui a pour objet la santé des hommes, cultivée par des ames sensibles et bienfaisantes, confiée à des mains pures, sut, dans tous les siècles, *universaliser* ses procédés heureux et ses pratiques salutaires, je veux dire en faire le patrimoine du monde entier.

Déjà plusieurs médecins recommandables ont fait la noble tentative de préparer le vaccin, pour le transmettre à diverses époques, et l'exporter au loin; mais les plus habiles ne sont parvenus à le conserver que pendant un laps de temps bien court, en comparaison de celui qu'on peut atteindre. Malgré cela, on n'en est pas moins parvenu à réaliser l'entreprise la plus philantropique, je dirois presque la plus glorieuse du siècle, celle d'aller attaquer la petite vérole dans son pays natal, d'aller étouffer ce monstre exotique jusqu'à son berceau, qui fut aussi celui de la race primitive des hommes. L'Asie étonnée a reçu de l'Europe le préservatif infaillible d'un mal affreux que nous tenions d'elle.....

Les peuples de l'Orient ne doivent jamais oublier le nom du médecin célèbre qui a mis tant de zèle à faire parvenir du vaccin dans la métropole de l'Empire Ottoman, non plus que celui de l'ambassadeur britannique attaché à cette résidence, qui sollicita ce fluide (1) bienfaisant. Les noms du docteur *Decarro* et de Mylord *Elgin* seront étroitement unis par les Asiatiques contemporains, qui les béniront : ils seront inscrits sur les colonnes du Temple de Mémoire, pour être révérés à jamais par leur postérité reconnoissante.

---

(1) Pour parler un langage rigoureux, il faudroit dire le *liquide* vaccin ; les physiciens et les chimistes n'appellent *fluides* que les substances aériformes, telles que la lumière, l'électricité, l'hidrogène, etc. ; je conserve néanmoins cette épithète, par respect pour l'usage.

Mylord *Elgin* reçut, au mois de Décembre 1800, le vaccin qui lui fut expédié de Vienne par le docteur *Decarro* : la réussite fut complette sur l'enfant de l'ambassadeur. L'exemple d'un personnage aussi grave ne pouvoit manquer de faire des prosélytes dans Constantinople : la vaccination y fut propagée, et de-là répandue au loin par MM. *Scott* et *Hesse*, médecins recommandables.

En 1802, cette méthode salutaire, apportée en Grèce par le docteur *Scott*, fut accueillie à Athènes, à Argos, à Corinthe, cités à jamais célèbres, qui ne rappellent de grands souvenirs, que pour faire naître de tristes réflexions sur le sort des choses humaines.

En 1803, le docteur *Lafond*, médecin françois, la répandoit dans les murs de Salonique, capitale de la Macédoine, à-peu-près dans le même temps où le docteur *Moreschi*, vénitien, l'offroit aux îles fameuses de Cythère et d'Itaque, qui ont échangé leurs noms antiques et enchanteurs contre ceux de Cerigo et de Theachi.

En se rappelant que le vaccin expédié, pour la première fois, de Vienne à Constantinople, réussit dans cette dernière capitale, malgré la distance des lieux et le temps nécessaire pour parvenir, on seroit disposé à croire *infaillible* la méthode du docteur *Decarro*, pour conserver et exporter ce fluide; on croiroit pouvoir s'affranchir de toutes autres recherches ultérieures tendantes au même but. Mais dans ces sortes de matières, il faut compter plusieurs succès, et on se méfiera à juste titre du procédé (1) de ce

---

(1) On pourroit dire *les procédés* du docteur *Decarro*, car ce médecin expérimentateur a fait successivement plusieurs tentatives. Il a d'abord, comme il l'a publié lui-même, essayé de lancettes d'argent pur, d'argent doré, et

médecin ingénieux, quand on saura que la vaccine s'étant éteinte dans Constantinople, ce ne fut qu'avec la plus grande peine qu'on put l'y réintroduire. Le fluide revendiqué par le même Mylord, pour son troisième fils nouveau-né, et expédié de Vienne par le même médecin, échoua un grand nombre de fois. Mylord *Elgin* ne cessa d'en demander par tous les courriers, jusqu'à la réussite ; et il est hors de doute que, dans ces cir-

---

d'ivoire, chargées de fluide, et mises, autant que possible, à l'abri des influences de la chaleur, de la lumière et des odeurs; de deux verres remplis de charpie anglaise imprégnée de vaccin liquide, hermétiquement lutés à la manière de *Jenner*, que pour plus de sûreté, il renferme dans de la cire molle, et qu'il met ensuite dans des rognures de papier. Il paroît que le docteur *Decarro* a enfin donné la préférence aux lancettes d'ivoire enfermées dans un étui de bois, et qui (comme il le dit), parmi tant d'avantages, ont encore celui d'être à-la-fois le *véhicule* et l'*instrument*.

constances, le docteur *Decarro* n'ait mis tout en œuvre et épuisé toutes ses ressources, pour satisfaire la juste impatience de l'ambassadeur.

Si le médecin de Vienne n'a pas toujours été heureux dans sa préparation du fluide vaccin, ni dans ses envois, on ne lui doit pas moins une vive reconnoissance. Il ne faut pas oublier qu'après avoir fait, le premier, usage du vaccin sur le continent, il a encore eu l'honneur d'en faire parvenir *intact*, et doué de toutes ses propriétés, à Bassora, à Bagdad et aux Indes.

La méthode usuelle des vaccinateurs françois n'est pas plus sûre, malgré qu'ils aient conservé du vaccin pendant neuf mois et huit jours (1).

---

(1) Voyez *Résultats de l'Inoculation de la Vaccine dans les départemens de la Meurthe, de la Meuse, des Vosges et du Haut-Rhin*, p. 77. Cette méthode consiste tout simplement

J'y ai renoncé d'abord, parce que j'ai eu trop souvent lieu de m'en plaindre : et conformément à ce que j'eus l'honneur d'écrire au Comité central, en date du 19 Vendémiaire an XI, je cherchois dès cette époque à inventer de mon côté un moyen plus efficace. Je m'apperçus bientôt qu'il est plus facile d'abattre que de reconstruire, et la foule immense de difficultés que je rencontrai, me força bientôt de faire un retour. Alors je méditai froidement et sérieusement la méthode que je voulois proscrire sans réserve : je ne la trouvai pas défectueuse en tous points ; je finis par

---

à enfermer le vaccin (après l'avoir scellé entre deux verres plats), dans une pièce d'étoffe noire, à l'abri des odeurs. Ils ont soin de recueillir le fluide avant que l'aréole soit bien développée. Il est bon d'observer que, d'après l'aveu de *Jenner* et autres célèbres vaccinateurs, on n'a pu parvenir à en conserver aussi long temps dans la Grande-Bretagne.

m'estimer heureux de pouvoir me frayer un sentier nouveau sur les anciennes bases de la route commune.

Voici comment je raisonnai : « Le vaccin ne doit subir la loi générale de la décomposition, comme tous les autres corps naturels, qu'autant qu'on le laisse exposé à l'action des agens externes ; il suffiroit donc de le soustraire à ces derniers, pour *éterniser* ses propriétés (qu'on me pardonne cette expression), je veux dire pour les lui conserver pendant un temps indéfini. » Cette réflexion à laquelle on s'étoit trop peu fixé, et dont on n'avoit pas senti toutes les conséquences, me parut lumineuse. La grande majorité des médecins physiciens ne l'avoient qu'effleurée pour ainsi dire ; aussi les voit-on ne prendre que des demi-mesures : s'ils employent des moyens efficaces contre certains agens désorganisateurs, ils semblent négliger les autres. Sans être aussi faciles à maîtriser les uns que les autres, tous ces agens sont pourtant également à craindre; de-là, la nécessité de se liguer contre chacun d'eux en particulier. Tel a été mon plan; mais comme j'avois depuis long-temps conçu de graves soupçons contre le calorique, je me suis principalement attaché à le combattre.

En effet, on évite facilement l'air: la lumière, plus subtile, qui décompose, altère et dénature tant de corps physiques, peut encore être facilement détournée; mais il n'en est pas de même du calorique, l'élément universel le plus inhérent à la matière, le fluide le plus pénétrant, principe lui-même de la fluidité de tous les autres corps. Je l'accuserois volontiers lui seul de tant de non-succès, de tant de *fausses* vaccines, capables de décourager d'un côté, et d'inspirer de la méfiance de l'autre; car pour le dire en passant, les plates arguties de quelques détracteurs de la vaccine n'empêcheront pas les médecins philosophes d'admettre l'existence réelle d'une vaccine *bâtarde* qu'on est convenu d'appeler *fausse*. Je sais bien qu'il est plus commode de la nier du fond d'un cabinet, et plus agréable d'en plaisanter au centre de certains cercles frivoles, que de l'étudier dans la Nature, et de la signaler par l'observation ; mais je ne conçois pas comment les beaux esprits du jour, et les adeptes du dix-huitième siècle, qui *théorisent* sur tout, refusent d'en admettre la possibilité théorique. C'est une inconséquence de plus à leur reprocher.

Je laisse à part toutes les subtilités abstraites, toutes les conséquences hypothétiques, et je demande aux adversaires de la *fausse* vaccine (je ne m'adresse qu'à ceux qui sont réellement versés dans les sciences physiques) par combien de gradations et de nuances insensibles à nos foibles organes, la Nature a le don de faire passer tous les corps nés de son étonnante fécondité; quel art elle met à *compliquer* les uns aux dépens des molécules qu'elle emprunte à d'autres qu'elle *simplifie*. Je leur demande encore comment elle tire du fond inépuisable de ses richesses immenses, une portion de matière à laquelle elle peut, à son choix, affecter plusieurs destinations, ajouter, soustraire, etc.; je leur demande, en un mot, si cette habile ouvrière ne peut pas réduire un corps à une partie de ses élémens, sans le défigurer entièrement, et en lui laissant, au contraire, avec la majorité de ses attributions physiques et chimiques, une portion indéfinie de ses propriétés..... Ils répondront que cette prérogative de la Nature est sans bornes, que son pouvoir est incalculable. Et après un semblable aveu, ils révoqueroient en doute la possibilité d'une *fausse vaccine*, quand tous les vaccinateurs l'admettent !..... Leur opiniâtreté seroit palpable ; leur thèse ne sauroit se soutenir devant les esprits justes et impartiaux, elle ne le pourroit encore au tribunal des personnes sensées, les moins versées dans ces sortes de matières, parce que la contradiction est manifeste. Or, si on convient une fois que le vaccin puisse être altéré dans sa nature intime, on ne peut raisonnablement refuser d'admettre une série de dégradations, par lesquelles il doit passer avant que d'être entièrement réduit à zéro.

Qu'on le suppose altéré à un premier degré *donné* : il ne pourra, dans cet état, déployer que quelques-uns des phénomènes qui lui sont propres, et il ne produira qu'une vaccine avortée. Supposons-le encore plus altéré : il n'aura de forces suffisantes que pour déterminer un foible travail purement local. Allons plus loin : en parcourant ainsi les diverses nuances imperceptibles de *neutralisation* dont il est susceptible, nous le verrons arriver enfin à une époque où il sera entièrement nul, quant à sa première destination; je dis *nul*, comme préservatif de la petite vérole seulement, car ses molécules, reprises par la Nature, seront, en vertu de ses lois immuables, réemployées et appelées au concours de la formation de nouveaux êtres. Tel est le sort et le mode de destruction de tous les corps matériels : rien ne meurt ; les molécules organiques ne font que revêtir différentes formes...... Je reviens à mon sujet principal.

Avec un si fort préjugé contre le calorique, on ne s'étonnera pas de me voir prendre contre lui des mesures extrêmes. Il me paraît toujours plus facile de recommander de tenir le vaccin *fraîchement*, que d'y parvenir (1). J'imaginai, en conséquence, de le priver d'une grande partie de son calorique, en le plongeant dans la glace; mais je ne tardai guère à rejeter cette méthode vicieuse, c'étoit trancher de trop court. Si le vaccin, comme je l'ai expérimenté depuis, craint les grands contrastes extemporanés, il redoute également les passages lents et subits du froid au chaud, et du chaud au froid : il admet néanmoins une série quelconque de degrés de chaleur, qu'il est difficile de déterminer rigoureusement. S'il m'est permis d'énoncer ce que je pense à cet égard, j'estime, par apperçu, que le fluide vaccin supporte volontiers, sans en souffrir, une température qui n'excède pas 18 à 20 degrés du thermomètre de Réaumur, et qui n'aille pas au-dessous de zéro (2).

---

(1) *Sunt enim facta verbis difficiliora.*

(2) Je le suppose d'ailleurs méthodiquement mis en défense contre l'air, la lumière et l'eau

On pourroit, je crois, donner une valeur aphoristique à cette maxime : « La soustraction du calorique, portée trop loin, est aussi funeste au fluide vaccin que son accumulation. » Mais ce que je puis affirmer en toute sûreté, sans crainte de réfutation, c'est que ce virus, pour se conserver *intact*, exige une température permanente. Il suit de-là, que si on recueille du vaccin dans une saison quelconque, il importe de le maintenir au même degré jusqu'à l'époque où on le met à nu pour l'employer. C'est faute d'avoir fait une attention assez scrupuleuse à cet incident, ou plutôt pour ne pas avoir connu ce précepte, que l'on a vu échouer si fréquemment le vaccin

---

(l'humidité), mobiles puissans incessamment mis en feu par la Nature, pour renouveler le monde physique, en changeant toutes les formes imaginables des corps.

conservé sous verre. Ce que je donne aujourd'hui pour certain, je l'avois soupçonné depuis long-temps.

Cette première idée une fois conçue, elle entraînoit nécessairement celle de chercher, dans le vaste atelier de la Nature, une substance (s'il en existoit) qui eût la propriété de résister au calorique jusqu'à un certain point, de ne communiquer que difficilement la portion discrète qu'elle seroit susceptible d'en prendre, comme il est des corps qui *isolent* le fluide électrique. Je signalai bientôt le charbon, qui, étant éminemment mauvais conducteur du calorique (1), sembloit devoir rem-

---

(1) Une expérience comparative, aussi simple que facile, en fournira la preuve à tout le monde : Exposez au foyer d'une bougie un fil de fer, de laiton ou d'argent, long de trois pouces et plus, que vous saisirez par l'autre extrémité ; bientôt vous sentirez la chaleur, au point que

plir mon but et l'indication desirée. Ah ! je l'avoue, ma joie fut extrême. Je ne goûtai de repos, qu'après avoir dressé mon plan d'expériences. Mon imagination fougueuse ne m'offrit d'abord que des idées incohérentes, aussitôt rejetées que conçues ; mais enfin, je me fixai au procédé que je vais transmettre. J'y tiens, sans modification, car je ne puis que m'en

---

vous serez forcé d'abandonner votre aiguille, très-longtemps auparavant qu'elle soit rouge. Présentez ensuite à la même bougie, un morceau de charbon le plus petit possible, pourvu que vous puissiez le tenir avec l'index et le pouce, il sera presqu'entièrement en ignition, que vous le sentirez à peine chaud ; si votre charbon avoit aussi trois pouces, une extrémité brûleroit avec activité, que l'autre seroit et resteroit entièrement froide, jusqu'à ce que le feu l'eût gagnée. Dans cette expérience, on met en opposition les corps les plus disparates de la Nature, relativement à leur propriété de recevoir, de conduire et de transmettre la chaleur.

applaudir : ce n'est pas que je ne sache bien qu'on peut en changer ou en modifier les accessoires.

Je n'ai point cherché à innover ; j'ai accueilli et conservé, autant que j'ai pu, les moyens usuels. C'est ainsi, par exemple, que j'ai adopté le verre, pour recueillir le fluide vaccin, à cause de sa légèreté, de son poli, de son inaltérabilité, de sa diaphanéité même, qui ne seroit un défaut, qu'autant qu'on ne pourroit l'exclure à volonté ; mais, au lieu de luter mon petit appareil avec de la cire d'Espagne, ou celle improprement appelée *vierge*, je me sers d'un mucilage épaissi de gomme arabique, qui s'emploie, sans l'intermède du calorique, si redoutable.

Mes deux verres, bien hermétiquement scellés, je les enveloppe d'une légère étoffe de soie noire, maintenue par quelques circulaires de fil : je les enferme ensuite dans une petite boîte remplie de sciure de bois inodore bien desséchée, que je plonge enfin dans une autre boîte d'un pied cube de grandeur (1), remplie de charbon en poudre et bien sec, de manière que la première se trouve distante, en tous sens, de six pouces environ du couvercle, du fond, et des côtés de la seconde.

Voici mon procédé. Est-il rien de plus simple et de plus facile à exécuter? Le charbon est dans les mains de tout le monde. La majeure partie des hommes ignore que cette substance, si vulgaire, occupe un rang distingué parmi les corps naturels qui ont résisté à l'analyse des plus habiles chimistes : peu de personnes savent que le *carbone* est la base de

(1) Elle m'a réussi avec cette dimension ; au surplus on pourroit doubler et même tripler sa capacité, au besoin.

ces fossiles précieux (1) qu'on retire, à grands frais, des royaumes de Golconde et de Visapour, pour enrichir le diadême, et orner le front des divinités de la terre...... Que tous les peuples apprennent qu'on peut lui confier le précieux et rare préservatif de la petite vérole, maladie affreuse, répandue avec profusion sur la plus grande surface du globe, pour moissonner l'homme et le défigurer....

Le 1er. Brumaire an XI, j'ai préparé dix verres, selon la méthode que je viens d'indiquer, pour en faire l'épreuve de trois en trois mois.

Je les ai distribués dans deux appareils parfaitement semblables, afin

(1) Les diamans. Il résulte des sublimes analyses récentes de M. *Guyton-de-Morveau*, que le diamant n'est que du *carbone* pur, c'est-à-dire du charbon débarrassé et purgé de tous les corps étrangers qui le masquent.

de pouvoir faire les expériences comparatives dont je vais parler. Un de ces appareils a été renfermé pendant tout l'hiver dans une chambre sans feu ; l'autre a été déposé dans un cabinet d'étude où j'ai fait dresser un poêle. Je n'ai jamais fait usage de vaccin pris dans l'un de mes appareils, que je n'aie essayé le même jour (et à la même heure, autant que possible), de celui renfermé dans l'autre. Je me suis toujours aussi servi de deux lancettes différentes, sortant des mains du coutelier.

Premier emploi, le 2 Pluviose suivant, sur les enfans *Godet*, de la commune de Saint-Imer, l'un âgé de huit ans, l'autre de cinq. Succè complet.

Des circonstances m'empêchèrent de saisir la révolution précise du sixième mois, pour faire une nouvelle épreuve ; mais aussi je saisis avec avidité l'occasion que m'en fournit un peu plus tard mon ami, le docteur *Bruneau*, médecin distingué de la ville de Honfleur. Tous les vaccinateurs manquoient alors de vaccin dans le pays : mon collègue m'en demanda à l'aventure, et il s'étonna, en recevant celui que je lui expédiai, que je le priasse avec instance de m'informer du jour et de l'heure précise où il en useroit. Il ignoroit mes motifs : il ne se doutoit pas que je lui envoyasse du fluide recueilli depuis sept mois et neuf jours. Néanmoins il remplit mes desirs, et je vaccinai, à Pont-l'Évêque, un orphelin de l'hôpital qui m'est confié, avec du vaccin puisé dans mon second appareil. M. *Bruneau* réussit à Honfleur, comme moi à Pont-l'Évêque; nous avons obtenu, l'un et l'autre, le plus entier, comme le plus heureux des succès. Jamais je ne vis de plus belle vaccine. Mon collègue a entretenu

tretenu pendant quelque temps la chaîne de ses vaccinations avec ce virus.

J'aurois peine à peindre mon enthousiasme : peu s'en fallut que je ne publiasse mon procédé dès cette époque ; mais, revenu bientôt au calme d'une froide méditation, je résolus d'attendre, de peur de rien prématurer. J'eus lieu de m'en applaudir, peu de temps après ; car j'appris que des vaccinateurs françois étoient parvenus à conserver du fluide vaccin pendant neuf mois et huit jours.

J'embrassai donc plus fortement encore mon système d'expectation, et je me promis de garder le silence jusqu'à ce que de nouveaux succès m'autorisassent à le rompre. Je pris pour terme un an et demi, à compter du premier Brumaire an XI. Une réflexion tardive vint fortifier mes résolutions : Ce n'est pas assez, me dis-je, d'avoir éprouvé et de pouvoir affirmer que la chaleur modérée d'un poêle n'a porté aucune atteinte au fluide vaccin pendant un hiver; il faut voir s'il braveroit également dans mon appareil une chaleur intense, l'ardeur même du soleil d'été; car en cas d'affirmative, on pourroit l'exporter sous la ligne et aux tropiques (1)!....

(1) Je sais qu'on pourroit contester cette assertion, en prenant rigoureusement à la lettre ce que j'avance ici; je n'ignore point que les chaleurs équatoriales surpassent d'un grand nombre de degrés celle de nos climats; mais aussi, il me reste à proposer un moyen accessoire irrécusable, qui, s'il ne m'est pas propre, et s'il n'est pas neuf, n'en sera pas moins infaillible; le voici : Qu'on recouvre en tous sens, mon appareil, de linges continuellement mouillés, l'évaporation qui aura lieu, se faisant, en grande partie, aux dépens de mon appareil, elle lui soutirera le calorique, et le préservera de ses atteintes dangereuses. Ce phénomène est connu des personnes les moins versées dans les sciences physiques; les paysans du midi

A cet effet, le 10 Messidor an XI, j'ai dirigé les rayons solaires sur mon appareil bien clos, depuis midi vingt minutes, jusqu'à une heure ; j'exposai aussi au soleil, dans le même instant, un thermomètre à mercure, tandis que j'en tenois à l'ombre un autre, à esprit-de-vin, parfaitement concordant avec le premier. La température à l'ombre étoit, ce jour-là, de seize degrés un quart; mon thermomètre, mis au soleil pendant le laps de temps précité, indiquoit trente-trois degrés : or, mon appareil supportoit la même intensité de chaleur.

Je le retirai à l'ombre, non loin de la réverbération du soleil ; je l'ouvris, et j'y plongeai insensiblement mon thermomètre à esprit-de-vin, indiquant alors 17 degrés. Il avoit gagné un demi-degré comme l'on voit. L'ins-

---

en font d'heureuses applications, pour raffraîchir leurs boissons en été.

trument monta d'abord assez rapidement de deux degrés; mais à mesure que je l'enfonçai en écartant la couche superficielle du charbon, il descendit, et à peine arriva-t-il à la profondeur de 3 à 4 pouces, qu'il revint à la température de l'ambiant (1).

(1) Par cette expérience, l'on voit que la chaleur solaire avoit encore deux pouces environ à parcourir en profondeur dans l'appareil, pour arriver à mon *vaccin* enfoncé de six pouces. Si on craignoit, ce qui seroit contraire à l'observation, que six pouces de rempart ne fussent pas suffisans, on pourroit, comme je l'ai dit plus haut, augmenter la capacité de l'appareil. Je pressens bien, au surplus, tout ce qu'on pourroit m'objecter d'ailleurs, surtout relativement aux différentes causes de la variation du thermomètre; eh bien! qu'on abandonne cet instrument, et qu'on se serve de ses sens, du doigt par exemple, on ne l'aura pas enfoncé de trois pouces dans le charbon, qu'on éprouvera un refroidissement très-sensible: il faudra bien convenir alors, que la chaleur solaire n'aura pas pénétré jusqu'à cette profondeur.

Ce fut alors que mon cœur s'ouvrit à l'espoir ; je ne formai plus le moindre doute sur l'excellence de mon procédé : le charbon fut vainqueur du calorique, l'agent désorganisateur que je redoutois le plus.

J'ai répété plusieurs fois mes expériences dans le courant de Messidor et de Thermidor ; toujours j'ai obtenu les mêmes résultats.

Il me tardoit d'en venir à la docimasie de mon vaccin ; mais les sujets me manquoient, j'avois épuisé tous ceux de l'hôpital de Pont-l'Évêque. Obligé de faire un voyage à Paris, je laissai mon appareil en permanence dans le même local où il fut désormais exposé indifféremment sur une table, à toutes les vicissitudes, au soleil, aux courans d'air et à l'humidité ; mais j'observe qu'il a toujours été tenu bien clos.

Le 5 Vendémiaire an XII, on me présenta un enfant à vacciner ; il m'en falloit un second : j'en fis la recherche, et je le trouvai (1). Ils furent inoculés le lendemain, avec du fluide puisé dans mes deux appareils. L'opération réussit à merveille sur mes deux jeunes sujets.

Il ne restoit plus que six mois et vingt-cinq jours pour atteindre au terme de rigueur que je m'étois imposé, avant que de publier mon procédé. Ce court espace de temps me parut bien long : je dressai d'avance mes batteries, aux fins de pouvoir opérer mon dernier essai, à l'expiration des dix-huit mois, jour pour jour.

En conséquence, le 1er. Floréal dernier, j'ai été en mesure de vacciner deux petites filles de cette ville, bien intéressantes sous divers rapports, Joséphine et Victoire *D****,

(1) Ici des raisons particulières qui ne dépendent pas de moi, s'opposent à ce que je décline le nom de ces deux enfans.

sœurs, l'une âgée de douze ans, l'autre de neuf. Elles ont eu autant de boutons que de piqûres (quatre). La marche des deux maladies a été exactement identique : mal-aise général, douleurs sous les aisselles, irruption d'une légère fièvre inflammatoire, etc.; terminaison, à pareil jour, de tous ces accidens; analogie complette : en un mot, vaccine des plus légitimes de part et d'autre....

Il ne me reste plus que deux verres préparés le 1er. Brumaire an XI; je les réserve précieusement pour en faire usage dans quatre mois et demi de ce jour. Si je réussis (ce que j'ose espérer), j'en rendrai un compte fidèle.

Je ne sais : mon ardent amour pour l'humanité pourroit bien m'égarer; mais je me plais à croire qu'il est possible de conserver le vaccin beaucoup plus long-temps. Effectivement, pour supposer que ce fluide perdît quelques-unes de ses propriétés, lorsqu'on l'a mis à l'abri de l'action désorganisatrice du calorique, etc., il faudroit admettre qu'il eût en lui une cause intrinsèque de destruction, ce qui répugne à la raison éclairée du flambeau des deux sœurs inséparables, la physique et la chimie. J'aimerois mieux croire que tous nos moyens sont illusoires, ou au moins impuissans. Au surplus, quand le terme d'un an et demi seroit le *nec plus ultrà*, aurions-nous le droit de nons en plaindre ? On peut porter et rapporter le vaccin d'une distance immense pendant ce laps de temps.

Je ne ferai point ici un vain et pompeux étalage de mon procédé ; je n'exalterai point l'avantage, assez connu de tout le monde, de pouvoir conserver une production précieuse d'un sol étranger, qu'on a vainement cherché jusqu'alors à naturaliser dans nos riches et vastes provinces, je ne savourerai les doux fruits de mes recherches, qu'autant que mes expériences, recommencées par des hommes équitables, réussiront dans leurs mains ; qu'autant qu'ils proclameront les vérités que j'annonce. On pourroit arriver au même but par d'autres moyens, peut-être ; mais si j'ai réussi, je réclame la priorité du succès, et j'insiste sur la simplicité de mon appareil.

Uniquement dirigé par des vues philantropiques, mon cœur est satisfait, si j'ai réellement mis tous mes collègues à portée d'avoir chez eux du vaccin *sûr;* si j'ai fourni aux gouvernemens (et à celui de mon pays en particulier) le vrai moyen d'en faire parvenir dans leurs colonies les plus éloignées, d'où il pût pénétrer chez les peuples *insoumis*, que nous qualifions souvent mal-à-propos du nom de *barbares*.

RÉSULTATS

*De l'épreuve de deux verres chargés de fluide vaccin, conservés dans l'*APPAREIL AU CHARBON*, depuis le premier Brumaire an onze, jusqu'au sept Frimaire an treize, c'est-à-dire pendant l'espace de deux ans et trente-sept jours.*

DEUXIÈME MÉMOIRE (1).

Si, jalouse de ses secrets, la Nature semble prendre plaisir à compliquer les plis du voile impénétrable dont elle se couvre, c'est presque toujours au moment même où quelque hardi scrutateur croit la saisir sur le fait : c'est ainsi qu'elle se joua

(1) Ce mémoire a été lu par l'auteur, en séance du Comité central de Vaccine, le treize Floréal dernier.

trop souvent du vain espoir des mortels. En effet, si l'on en excepte quelques vérités péniblement conquises, et certaines *données* sur lesquelles reposent nos doctrines, tout le reste n'est que doutes ou erreurs. Telle est, il faut le croire, la triste destinée des hommes ! Mais, il faut l'avouer aussi, en histoire naturelle, nous devons la majeure partie des erreurs aux fausses routes ouvertes et pratiquées dans l'art difficile d'observer et d'expérimenter. Une fois que les principaux écueils où vinrent échouer les premiers cultivateurs des sciences physiques, eurent été apperçus et signalés par quelques génies transcendans, on devoit s'attendre à des réformes salutaires. Elles se sont opérées, et aujourd'hui les esprits ont pris une nouvelle direction. Cette trop grande facilité à se laisser séduire par les apparences, ce penchant irrésistible à élever de brillantes théories sur les bases peu solides d'un trop frêle édifice, sont comprimés par une critique sévère. On multiplie les expériences, on recommence les premiers essais : les phénomènes les plus curieux, comme les plus admirables de la Nature, ne sont plus resserrés dans les étroites limites d'une maigre et chétive conception décorée du titre de systême ; la théorie se déduit des faits rigoureux, et ne les asservit plus. Quelques faits isolés, tirés d'expériences suspectes, ne font plus de dupes : une sage réserve enchaîne les éloges prématurés des contemporains, pour mieux assurer aux bienfaiteurs des sciences et des hommes le juste tribut d'hommages que dispense l'impartiale et équitable postérité.

Je m'attendois à trouver de nombreux apôtres de ces grandes et utiles vérités parmi les membres de la

Société célèbre (1) au sein de laquelle j'ai déposé les résultats heureux de mes premières tentatives.

Assez fortuné pour n'avoir eu que des succès à annoncer, je n'en ai pas moins cru devoir garder la plus rigoureuse circonspection : rempli de respect pour l'opinion publique, que je desirois *fixer*, et non *capter*, j'ai osé faire un appel aux savans de tons les pays ; je les ai provoqués à recommencer mes expériences ; je les ai conjurés d'y mettre la plus scrupuleuse impartialité : j'ignore si ma foible voix a été entendue (2). Je n'en ai pas moins continué mes travaux. Je vais en rendre compte aujourd'hui, afin de remplir l'engage-

(1) La Société centrale de Vaccine, créée auprès de S. Exc. le Ministre de l'Intérieur, pour l'extinction de la petite vérole. Elle est composée d'hommes infiniment recommandables ; on pourroit la regarder comme l'élite des savans de la capitale.

(2) *Voyez* la note, page 52.

ment solemnel que j'ai pris (1), afin de remplir les vues du ministère philantrope qui, veillant incessamment aux hautes destinées des François, compte au nombre de ses devoirs les plus sacrés une tendre sollicitude pour la santé publique, source réelle de toutes les vraies jouissances.

Je me hâte d'entrer en matière. Il me restoit encore, si l'on s'en rappelle, deux verres chargés de vaccin (2), lorsque j'ai publié mon premier Mémoire sur la découverte importante qui nous occupe. Je devois en faire la dernière épreuve à l'expiration précise des deux années de conservation dans mon appareil ; telle étoit mon projet : mais les cir-

(1) Conférez le premier mémoire, page 3.

(2) Ces deux verres avoient été préparés le premier Brumaire an XI, ainsi que huit autres, de l'emploi desquels j'ai rendu compte dans mon premier Mémoire.

constances ne m'ont point servi : la petite vérole n'existant plus dans ce pays, depuis plusieurs mois, j'ai éprouvé la plus grande difficulté à trouver des sujets disposés à se soumettre à la vaccination.

Or, le 30 Brumaire dernier, au lieu du 1er. du même mois, j'ai pu seulement saisir l'occasion d'inoculer Marie-Anne *Thomin*, âgée de 11 ans, indigente, récemment entrée à l'hôpital de ce lieu ; et encore il m'est survenu un fâcheux incident.

J'avois déjà fait trois piqûres au bras gauche de cette petite fille ; j'allois saisir le bras droit, lorsqu'on vint m'apprendre et m'affirmer qu'elle avoit eu la petite vérole. Je fus stupéfait ; j'examinai alors son visage dans tous les jours ; j'y découvris effectivement quelques légères empreintes.... La mère, interrogée le même jour, confirma cette assertion trop tardive ; elle détermina jusqu'à l'époque où cet enfant avoit eu la petite vérole.

Qu'on se peigne mon désespoir.... Je ne perdis point la tête néanmoins : je me hâtai d'essuyer et de bien sécher le verre *épuisé* de fluide ; je l'appliquai de suite sur celui resté *intact*, et ils furent scellés au plus vîte, et replongés dans l'*appareil au charbon* ; puis, sans perdre de temps, je fis à l'enfant, devant les spectateurs étonnés, également trois piqûres au bras droit, avec une lancette *sèche*. Ensuite je rendis compte de mon idée aux assistans. Elle est si facile à deviner, que je me dispenserai d'en parler ici. J'ai visité l'enfant bien régulièrement tous les jours.

Dès le second, on appercevoit à peine les trois piqûres du bras droit, quand celles du gauche, au contraire, annonçoient déjà un travail non équivoque.

Le lendemain, troisième jour, les piqûres du bras gauche me semblèrent moins assurées que la veille : j'aurois douté de leur succès, sans la démangeaison presque insupportable qui s'y faisoit sentir. Nuls vestiges des piqûres de l'autre membre.

Le quatrième jour, la scène étoit bien changée : l'enfant me parut pâle, son œil étoit triste et abattu ; elle se plaignoit d'un mal-aise général, entre autre chose, de douleurs sub-axillaires assez vives ; elle n'avoit point goûté de repos pendant la nuit : je présume qu'elle avoit eu la fièvre, car son pouls étoit encore agité.

Je visitai les bras, comme de coutume ; le droit paroissoit *intact*, le gauche m'offrit un seul bouton de forme très-irrégulière et d'un volume moyen. Ce bouton occupoit la première piqûre, située précisément au point d'insertion du tendon inférieur du muscle deltoïde sur l'humérus ; les deux autres piqûres étoient devenues imperceptibles, en se perdant dans l'inflammation aréolaire. Un phénomène insolite.... La circonférence du bouton (dans l'étendue de six à sept lignes) étoit d'une sensibilité si *exquise*, que le sujet pouvoit à peine supporter le contact de la manche de sa chemise.

Le cinquième jour, au soir (je ne pus faire ma visite à l'heure accoutumée), je trouvai le bouton dans un état très-voisin de celui de dessiccation ; il s'étoit vidé en partie, et avoit taché le linge d'une sanie puriforme. L'appétit se fit sentir, les douleurs des aisselles étoient devenues presque nulles ; la sensibilité des parties ambiantes du bouton étoit rentrée dans les bornes naturelles.

Au sixième jour, dessiccation avancée. Depuis cette époque, comme auparavant, tous les autres symptômes de la *fausse vaccine* se sont à-peu-près déployés suivant l'ordre naturel. La croûte est tombée le vingt-troisième jour, elle n'a laissé qu'une tache brunâtre.

Cependant je ne pouvois me consoler d'avoir employé mon *précieux vaccin* sur un sujet variolé. Il m'importoit, dans ces conjonctures, de tirer le meilleur parti possible de celui qui me restoit, et de me tenir en garde pour éviter toute espèce de disgraces.

Je fis d'abord la recherche la plus active d'un sujet sur lequel je pusse tenter le succès trop douteux du côté *intact* de mes verres.

J'eus le bonheur de ne point trop attendre ; car, dès le sur-lendemain, 2 Frimaire dernier, je trouvai à Coudray, commune peu distante de cette ville, Jean *Lessard*, âgé de neuf ans, robuste et très-sain ; je lui fis deux piqûres à chaque bras, selon mon usage. Le droit m'offrit, en temps opportun, un seul *superbe bouton*..... La vaccine a été des plus bénignes, comme des plus légitimes; mais j'ai encore éprouvé un petit désagrément : cet enfant ne m'a point été amené à temps à cause de la rigueur de la saison, et n'ayant pu me transporter à son domicile, je n'ai point recueilli de fluide, chose à laquelle j'attachois beaucoup de prix et d'importance.

Il ne me restoit plus qu'un dernier verre, préparé le 1er. Brumaire an XI, provenant de mon second *appareil-au-charbon* (1). La pénurie de sujets

---

(1) Il faut se rappeler, en cette occasion, que des dix verres que je préparai le 1er. Brumaire an XI, cinq furent mis dans un appareil qui reposa tout l'hiver dans une chambre sans feu; que les cinq autres furent déposés dans un second appareil, exactement semblable au premier, lequel fut exposé pendant le même temps dans un local journellement échauffé par un poêle.

s'opposoit encore à ce que j'en fisse l'essai. Je le répète (d'une manière fastidieuse peut-être) : depuis que la petite vérole ne règne plus parmi nous, rien n'est plus difficile que de trouver ou de faire des prosélytes à la vaccine. *On voudroit du virus frais ; on oppose le froid comme un obstacle, etc., etc.* Néanmoins, *j'obtins* un enfant (car je fus presque obligé de *prier*); puis on m'en proposa quatre autres, dans le moment où je m'y attendois le moins.

L'opération fut fixée au 7 Frimaire dernier, entre dix et onze heures du matin. Je vaccinai dans l'ordre suivant :

Mon but, comme je l'ai dit dans mon mémoire du 15 Prairial an XII, page 23, étoit de faire des expériences comparatives : or, j'ai toujours essayé dans le même moment, ou au moins à peu de jours d'intervalle, du vaccin puisé dans mes deux appareils.

1°. Julie *Liébard*, de Bonneville-sur-Touques, âgée de quatre ans ;

2°. Desirée *Thourailles*, de Pont-l'Evêque, âgée de sept ans ;

3°. Hortense, sa sœur, âgée de trois ans et demi ;

4°. Laurent-Léon, frère des précédentes, âgé de deux ans ;

5°. François *Bourrée*, aussi de cette ville, âgé de deux ans et huit mois.

Je leur fis à chacun trois piqûres.

Les quatre derniers sujets n'ont point contracté la maladie : Julie *Liébard*, la première inoculée, m'a seule fourni deux boutons au bras droit, où j'ai puisé du virus qui a réussi dans les mains du docteur *Bruneau*, mon ami, exerçant la médecine, avec la plus haute distinction, à Honfleur. Cet enfant n'a essuyé que les légers accidens accoutumés ; sa vaccine a parcouru ses périodes légitimes.

Tel est l'énoncé franc et véridique des résultats que j'ai obtenus. Je crois avoir rempli ma tâche et satisfait à mes engagemens..... Qu'on me permette maintenant de me résumer en peu de mots.

Le fluide vaccin, confié au charbon, a traversé *intact* le laps de deux années, un mois et sept jours.......

Il a prouvé son activité sur Marie-Anne *Thomin*, en confirmant la portion la plus essentielle de cet aphorisme : « *Quand une fois un sujet a » eu la petite-vérole, le fluide vac- » cin ne peut déployer sur lui qu'une » fausse vaccine* (1), *ou un travail » purement local : quelquefois il se » montre entièrement nul.* » Dans l'observation précédente, je m'estime heureux d'avoir obtenu une fausse vaccine ; car autrement j'aurois pu, avec

(1) Oui, une *fausse vaccine*, comme il existe une petite vérole *fausse* ; l'analogie est complette. Il faut bien que les détracteurs de la découverte de *Jenner* s'accoutument à ce langage. *Voyez mon premier Mémoire, p.* 11 et s.

avec le plus grand nombre, suspecter la *validité* de mon vaccin.

Ce même fluide a encore mieux prouvé qu'il jouissoit de toutes ses propriétés, sur Jean *Lessard*, et ce succès, tenant presque du prodige, m'a extraordinairement et agréablement surpris.

Il a prouvé enfin qu'il jouissoit de toute sa force sur la personne de Julie *Liébard*. Si les quatre autres enfans vaccinés le même jour que cette dernière, et après elle, n'ont rien éprouvé, je crois pouvoir attribuer ce non-succès à sa véritable cause. Je ne veux rien céler ou pallier : je pense avoir employé trop d'eau pour dissoudre mon virus.

Je le demande : si quelqu'un a le droit de présumer avoir délié le *nœud-gordien*, ne m'est-il pas permis d'y avoir certaines prétentions ? Je pense bien qu'à cet égard on auroit quelque indulgence pour moi. Eh bien !

après avoir obtenu, du fluide vaccin conservé par ma méthode, un succès très-soutenu, je conviens et je *proclame* même qu'il faut encore que le temps, qui mûrit tout, ait mis le sceau à ma découverte ; car le passé doit nous servir de leçon. Combien d'axiômes de physique et de chimie, après avoir régné des siècles dans les écoles, n'ont pas fini par s'écrouler devant certains faits jusqu'alors inconnus ou mal appréciés ?

Quant aux conséquences et inductions théoriques que j'ai soumises, elles sont si palpables, si naturelles, il faut si peu de temps pour en saisir la vraisemblance, que l'opinion a été bientôt fixée à cet égard. Je puis le dire aujourd'hui, fort de l'honorable suffrage des membres composant le Comité de la Société centrale de Vaccine (1) : si ma théorie a quel-

(1) On verra, un peu plus loin, la lettre que m'a écrite cette illustre Compagnie, par l'organe de son Secrétaire.

que chose de séduisant, c'est qu'elle se présente sous les dehors irrésistibles de la vérité. Effectivement, tout le monde peut s'assurer, en peu d'instans, de la *non-conducibilité* du charbon pour le calorique; et si le seul *agent ennemi* du vaccin, qui nous restoit à *combattre*, à *détourner*, ou à *évitèr*, étoit ce même calorique, le succès est infaillible et irrécusable (1). Il suffit de rappeler cette propriété *négative* du charbon: les conséquences coulent de sources, pour les personnes même les moins initiées dans les sciences physiques et naturelles.

J'ignore, du petit coin de terre où j'habite, si la Société centrale de Vaccine a cru dignes d'une grande publi-

(1) Telle a été ma première idée, et voilà ce qui m'a conduit à tenter mes expériences. Tous les vaccinateurs, comme de concert, recommandoient une juste défiance contre cet agent destructeur.

cité les expériences et les résultats consignés dans mon Mémoire du 15 Prairial an XII (1); j'ignore si elle a

(1) Lorsque j'ai écrit ce Mémoire, j'ignorois, en effet, le sort de ma découverte, et je n'étois pas encore déterminé à entreprendre le voyage de la Capitale. A mon arrivée, j'ai été bien agréablement surpris de me trouver sur la liste honorable des médecins désignés par le Comité central, pour avoir mis le plus de zèle à la propagation de la nouvelle inoculation. Le Comité, dans la séance générale tenue par la Société centrale de Vaccine, le 24 Frimaire dernier (à laquelle étoient présens plusieurs Préfets, Archevêques et Evêques, appelés à Paris pour le couronnement de LL. MM. II.), a eu l'indulgence d'unir et de *proclamer* mon nom avec ceux de seize autres collègues. Nous avons été recommandés par cette Compagnie célèbre, à la bienveillance du Gouvernement, à la gratitude de nos concitoyens, à la reconnoissance et à la considération publique. (Voyez le *Rapport fait par M. Husson, dans la séance dont je viens de parler*, pag. 61 et suiv.) Que de tels honneurs sont et doivent être délicieux pour le médecin sensible ! Je ne sais où puiser des expressions pour bien peindre au Comité central combien je suis reconnoissant.

pris des mesures pour faire recommencer et *vérifier* mes expériences; mais au moins je conserve bien précieusement la preuve, si flatteuse pour mon cœur, que le Comité formé dans son sein, ne les a point jugées ni trouvées dépourvues d'intérêt (1). En effet,

(1) On me permettra d'insérer ici copie de la lettre qui m'a été écrite le 19 Brumaire dernier, par M. *Husson*, Secrétaire de la Société centrale de Vaccine, au nom du Comité.

« MONSIEUR,

» Le Comité a entendu, dans une de ses » dernières séances, la lecture de l'extrait du » mémoire que vous avez adressé à S. Exc. » Monseigneur le Ministre de l'Intérieur. Le » nouveau procédé que vous avez mis en usage » pour conserver le fluide vaccin, a confirmé » tous les membres du Comité dans l'opinion » qu'ils avoient de vos talens, de votre activité » et de votre esprit de recherches. Ce procédé, » appuyé sur des connoissances chimiques, » positives, doit par-tout offrir le même résul-

la découverte sur laquelle j'ai cherché à diriger l'attention des savans et

---

» tat. La science vous devra donc, Monsieur, » un des moyens les plus certains de conserver » la vaccine ; et si, comme quelques expé- » riences l'annoncent, les croûtes pulvérisées » peuvent être inoculées avec succès ; si, comme » le prétendent les médecins de Milan et le » docteur *Decarro*, on peut conserver le virus » vaccin fluide dans des verres concaves, nous » n'aurons plus à craindre d'être privés du pré- » servatif de la petite vérole.

» Le Comité, Monsieur, m'a chargé de vous » témoigner sa satisfaction, et de vous inviter à » lui communiquer le résultat de vos travaux, » etc. etc. *Signé* Husson. »

Il ne m'appartient pas de mal *préjuger* du nouveau procédé du docteur *Decarro* ; il m'importe seulement qu'un homme, aussi justement célèbre, cherche encore un moyen efficace de conserver le fluide vaccin, car il récuse ainsi d'une manière implicite toutes ses méthodes antérieures.

Quant à l'espoir de tirer un parti avantageux des croûtes pulvérisées, je le crois mal fondé.

des amis des hommes, est de la plus haute importance, soit que je l'aie

---

Ces croûtes ne sont réellement, à mon avis, que le *caput mortuum* des produits de la yaccine.

Je suis loin néanmoins d'avoir le projet de chercher à atténuer en aucune manière la véracité des faits sur lesquels repose cette doctrine. M. *Valentin*, si avantageusement connu, est incapable de tromper personne; d'ailleurs ses succès ont été partagés par MM. *Labouisse*, *Hennequin* et *Thaller*, également très-recommandables. Il est donc bien constant que les croûtes vaccinales pulvérisées ont réussi en leurs mains; mais ce résultat sera-t-il constant? Déjà les tentatives infructueuses du Comité central semblent pronostiquer la négative. Mais comment et pourquoi M. *Valentin* et ses trois collègues ont-ils obtenu des succès? Voilà l'aithiologie que je soumets: Tous les vaccinateurs savent que le bouton vaccin se compose d'une infinité de petites cellules; ils savent que la dessiccation s'y opère de proche en proche, de la circonférence au centre: or, ne pourroit-il pas se faire qu'une ou plusieurs de ces cellules, se soustrayant par quelques cir-

réellement faite, soit qu'elle reste encore à faire.

La petite vérole, cette ennemie implacable du genre humain, plane sur la plus grande surface du globe; la vaccine, au contraire, n'est encore que le patrimoine de quelques régions, et on n'espère guère maintenant la voir se *naturaliser* nulle part. L'immortel *Jenner*, en faisant jouir ses compatriotes d'un bien qu'ils ne connoissoient pas, ou qu'ils dédaignoient, leur a rendu le plus signalé des services. Il eût sûrement desiré étendre ce bienfait à l'univers entier; mais il ne pouvoit tout faire (1), il a laissé à d'autres le

---

constances favorables, mais fortuites, à la dessiccation générale, elles se trouvassent renfermées par la croûte qui, en cette occasion, leur serviroit comme de *gangue*, et les préserveroit alors de l'influence des agens externes?

(1) *Nihil est enim et inventum et perfectum.* Cic. de Clar. Orat.

soin de remplir une partie de la tâche qu'il avoit entreprise. On lui doit beaucoup, d'ailleurs, relativement au moyen *usuel* de transmettre le préservatif de *proche en proche*, et c'est ainsi qu'on est parvenu à le porter aux Indes et à la Chine. Au surplus, sa méthode échoue, ainsi que toutes les autres (autant que je sache, au moins), quand on veut conserver le vaccin, en attendant le moment, quelquefois très-éloigné, de l'employer (1), quand on veut l'exporter *directement* au loin, dans des voyages de long cours. N'est-il pas

(1) En *attendant!* C'est ce qui arrive, hélas! le plus communément par-tout, car tous les hommes se ressemblent. Nulle part on prévient un danger éloigné; c'est *seulement* lorsque le mal existe, qu'on veut le guérir: or, comme la petite vérole ne signale ses victimes qu'à des époques périodiques; comme on n'a recours à son préservatif que lorsqu'elle a commencé ses ravages, il faudroit toujours l'avoir sous sa main.

bien à desirer que l'on trouve le secret de le conserver à volonté, avec espoir de le faire voyager *sûrement* d'un pôle à l'autre? N'est-il pas bien fâcheux qu'en Europe même, par-tout ailleurs qu'en Angleterre et dans le Holstein, on soit le plus souvent privé de ce précieux préservatif de la petite vérole; et faudra-t-il *éternellement* le faire venir, quand l'ennemi pressera, aux risques de ne pas réussir (1)? Il seroit oiseux d'insister davantage sur la haute importance d'une semblable découverte, aujourd'hui que l'assentiment unanime de tous les peuples confirme et célèbre les bienfaits de la vaccine.

---

(1) Souvent il échoue dans le trajet de Paris à Pont-l'Evêque (de cinquante lieues). Je n'entends autour de moi que des vaccinateurs qui se plaignent, et qui se dégoûtent d'en demander, par cette raison.

J'ai osé prendre place auprès des médecins physiciens qui ont brigué l'honneur d'une telle tentative ; j'ai obtenu des succès !... Je les ai publiés, autant par respect pour les vœux du ministère public, que par devoir. Au lieu de crier *hautement* et *prématurément* au triomphe, j'ai, pour ainsi dire, *supplié* de recommencer mes expériences ; j'ai fait un appel à tous mes collègues. Par cette conduite, je crois avoir suffisamment prouvé, d'une part, que je n'ai point fait un roman ; et de l'autre, qu'il me répugne de savourer les émanations toujours douces d'abord, mais ensuite trop déchirantes d'un encens usurpé.

Si j'ai été séduit un moment par un espoir trop flatteur, il me sera doux de n'avoir trompé personne ; on me devra compte, au moins, de la droiture de mes sentimens. Si, par bonheur, mes succès se confirment, ma gloire sera pure, comme sans mélange ; et l'avantage dont j'aurai fait jouir l'humanité toute entière, fera le charme de mon existence.

RAPPORT

AU

COMITÉ CENTRAL

DE VACCINE,

ET

DISSERTATION (1),

Où il est prouvé, par l'observation, que la fièvre quarte n'est point un obstacle réel à l'inoculation de la vaccine; que, loin de contre-indiquer, cette espèce de fièvre peut y trouver un moyen curatif.

LES destinées de la découverte de *Jenner* sont à jamais fixées : c'est en

(1) Cette dissertation a été adressée à S. Exc. le Ministre de l'Intérieur et au Comité central, sous la date du 12 Prairial an XII.

Voici un extrait de la lettre que m'a écrite

vain que quelques détracteurs tente-roient maintenant à mettre en problême ses précieux avantages. La vaccine, transportée par le zèle philantropique de quelques médecins recommandables, d'Europe en Asie, où prit naissance le monstre affreux qu'elle terrasse par-tout où elle le

---

à ce sujet M. *Husson*, Secrétaire du Comité central de Vaccine, sous la date du 6 Messidor suivant :

MONSIEUR,

« Le Comité a entendu avec beaucoup d'in-
» térêt la lecture du Mémoire que vous avez
» adressé à S. Exc. le Ministre de l'Intérieur,
» le 2 Prairial dernier. Les observations de
» guérison de fièvre quarte que vous rapportez,
» ont fixé toute son attention, et tiendront
» sûrement une place distinguée dans le travail
» qu'il prépare pour le Ministre, etc., etc. »

En effet, on a eu l'indulgence de faire trois fois mention de moi, dans le dernier Rapport présenté à S. Exc. le Ministre de l'Intérieur, *Conférez* les pages 53, 58 et 62 de ce Rapport.

rencontre; la vaccine, dis-je, n'est pas loin de pénétrer sur l'autre hémisphère, si déjà elle n'y règne pas : elle fera la conquête du monde entier...... L'accueil favorable qu'elle a reçu jusqu'alors de tous les gouvernemens éclairés, de tous les princes amis de leur peuple, en est un sûr garant. La France, si favorisée de la Nature, ne pouvoit manquer, sous un Gouvernement tutélaire et réparateur, de se distinguer par l'éclat, la dignité et la supériorité des institutions qui tendent à naturaliser et à propager les doux fruits d'une découverte qui intéresse l'humanité tout entière. La Société nouvelle, instituée près le Ministre de l'Intérieur, pour l'extermination de la petite vérole, fait honneur à ceux qui en ont conçu le vaste projet. Qui ne se rendroit à l'autorité des hommes célèbres qui composent cette réunion de savans?

Je vais remplir aujourd'hui avec bien de la satisfaction l'engagement que j'ai pris avec le Comité central, de continuer à l'entretenir de mes vaccinations ; je n'oublierai jamais l'indulgence avec laquelle il daigna, l'année dernière, applaudir à mes premiers essais. Je ne lui adresserai plus des tableaux numériques et minitieusement circonstanciés ; il est permis maintenant de prendre un plus libre essor : les détails oiseux ne sont plus de saison. On connoît irrévocablement la marche solite des boutons vaccins ; on est d'accord sur le mode d'insertion du virus : la ligne de démarcation existante entre la *vraie* et la *fausse* vaccine est facile à saisir ; il n'y a plus d'équivoque : il ne reste plus à l'observateur qu'à s'appesantir sur les anomalies, et à tenter de nouvelles découvertes.....

Je dirai donc rapidement, en passant, que sur huit cents personnes de tout âge, de l'un et l'autre sèxe, que j'ai vaccinées depuis le 24 Brumaire an XI, jusqu'au premier Germinal de la presente année, j'ai constamment vérifié les assertions de *Jenner*, qu'on pourroit, à mon avis, considérer comme autant d'aphorismes. On m'entendroit mal, si l'on prenoit à la rigueur ce que je viens d'énoncer : on conçoit qu'il est certaines modifications dépendantes de la saison, du climat, du tempérament des sujets, etc. J'ai observé, par exemple, qu'en été le vaccin se développe un peu plus promptement qu'en hiver; qu'il est plus actif dans le midi que dans le nord. Les personnes cacochymes et de foible complexion en sont plus incommodées que les hommes robustes et athlétiques; les enfans, enfin, m'ont paru en recevoir plus volontiers et plutôt les atteintes que les vieillards. Le plus jeune des enfans en bas âge que j'aie vacciné, est Honorine *Pitraye*, de la commune de Saint-Martin-aux-Chartrins : cette petite fille touchoit à peine à son huitième mois. Le doyen, parmi les personnes sur le retour de l'âge, s'appelle M. André *Patin*, propriétaire en la commune de Saint-Benoît d'Hebertot ; il avoit soixante-six ans révolus, lorsqu'il se soumit à l'inoculation de la vaccine. L'opération m'a également réussi sur ces deux sujets. Il eût été beau, autant que curieux, de comparer l'activité du virus sur l'un et l'autre ; mais ils ne furent pas vaccinés le même jour : je sais d'ailleurs qu'il faudroit plusieurs exemples de ce genre pour qu'on pût se promettre d'en tirer des corollaires.

De ces huit cents vaccinés dont je viens de faire mention, plus des deux tiers l'ont été cette année, dans le courant de Nivôse et de Pluviôse, aux communes de Saint-Martin-aux-Chartrins, de Canapville et de Bonneville-sur-Touques. Facilement entraînées par quelques succès dont je les ai rendues témoins, ces communes m'ont fourni à elles trois plus de sujets que Pont-l'Evêque, sa banlieue, et six paroisses circonvoisines. Le 28 Nivôse dernier, j'ai vacciné à Canapville jusqu'à cinquante-deux personnes dans l'espace de quelques heures.

Parmi toutes mes vaccinations, je n'ai signalé que deux *fausses* vaccines, sans savoir à quoi en attribuer la cause ; car le même fluide qui a échoué sur deux individus seulement, m'a très-bien réussi, le même jour et à la même heure, sur plusieurs autres : au surplus, une seconde épreuve à laquelle se sont soumis ces deux sujets *defectifs*, m'a fourni une vaccine *légitime*. Si c'étoit ici le lieu d'ouvrir une discussion sur la recherche de toutes les causes qui peuvent altérer et détériorer le fluide vaccin, j'établirois facilement quelques propositions théoriques : j'aurois peut-être l'avantage de plaire à certains esprits curieux qui, peu contens de savoir que l'air, la lumière, le calorique, etc., nuisent à l'activité du fluide vaccin (que même ce dernier peut être détruit par ces divers agens naturels, dans un temps *donné* incommensurable), voudroient encore en deviner le *modus faciendi*. Je craindrois que mes assertions, basées sur des possibilités abstraites, puisées elles-mêmes dans le répertoire de la physique et de la chimie, ne fussent plus ou moins entachées de la rouille des hypothèses, dont, en médecine, il importe tant de se garantir. Transporté de l'enthousiasme du prince des poëtes latins, je dirois bien avec lui : *Felix qui potuit rerum cognoscere causas*. Mais j'avoue ici mon impuissance, et j'abandonne à d'autres la palme du succès.

J'ai été long-temps assez heureux pour éviter la complication des deux maladies *rivales*, la variole et la vaccine. La seule et unique occasion que j'aie eu d'observer ce phénomène, s'est présentée le 12 Nivôse dernier, dans la personne de Jean-Pierre *Moulin*, de la commune de Saint-Martin, âgé de dix ans, lequel ayant éludé la surveillance de ses proches, communiqué et joué avec d'autres enfans convalescens de la petite vérole, contracta cette dernière, qui parcourut ses périodes simultanément avec la vaccine. Cet enfant soutint à merveille le choc des deux maladies : nuls symptômes inquiétans, il n'alita même pas..... La vaccine, en pareil cas, si elle n'exclut pas la petite vérole, ne pourroit-elle point au moins la mitiger? Il me vint à l'idée d'essayer du virus provenant des boutons de l'enfant *Moulin;* mais bientôt, en y réfléchissant, je réprouvai une semblable tentative, qu'on ne doit faire qu'avec la plus grande circonspection, et tout au plus dans des établissemens nationaux : ce seroit peut-être une témérité capable de discréditer la vaccine, par-tout ailleurs. J'ai été moins méticuleux dans une autre occasion : je n'étois pas sûr du succès, mais au moins je le supposois possible, et il n'étoit pas de pure spéculation ; d'un autre côté, les circonstances difficiles et impérieuses sembloient m'autoriser à agir. Je vais ingénuement rendre compte de ma conduite aux savans médecins qui composent le Comité central.

Les vaccinateurs recommandent avec juste raison (dans la majeure partie des cas, au moins) de ne point inoculer toutes les fois qu'il se rencontre quelqu'affection pathologique chez les personnes qui desirent jouir du bénéfice de la vaccine. J'ai été sévère et trop sévère sur l'exécution de ce précepte jusqu'en Nivôse dernier, époque à laquelle la petite vérole ne laissoit pas (à Canapville et à Bonneville-sur-Touques) que de signaler des victimes, tant parmi les incrédules et aveugles ennemis de la vaccine, que parmi les malheureux qui n'osoient en jouir à cause de quelque contre-indication. Il est rare que ces deux communes, dont le sol est humide et marécageux, ne soient pas affligées tous les ans par des fièvres automnales tierces, double-tierces, quartes, etc., etc. Cet hiver a été très-fertile en ce genre de maladie : plusieurs fois j'ai refusé de vacciner de ces fébricitans. Mais la petite vérole, devenant chaque jour plus meurtrière, immolant indistinctement des victimes, pouvois-je espérer que, dans son aveugle fureur, elle épargnât les personnes actuellement atteintes de fièvres d'accès ? Quels dangers, au contraire, n'encouroient-elles pas, ces infortunées, qui soupiroient après le préservatif? Dans cette conjoncture épineuse, je ne balançai plus : naguère inflexible, je fus le premier à encourager les esprits timorés, lorsque je ne rencontrai plus que ce seul et unique obstacle ; lorsque j'eus pesé sur certaines idées ; lorsqu'enfin j'eus mûri quelques réflexions que je vais aussi soumettre au Comité.

Il ne me suffit pas d'avoir balancé l'imminence des dangers de la petite vérole avec l'inocuité de la vaccine, pour me déterminer à vacciner, malgré l'obstacle que sembloit m'opposer la fièvre quarte ; j'osai concevoir l'espoir de trouver dans la vaccine elle-même, ou plutôt dans ses accessoires, un moyen curatif de la fièvre d'accès, que n'avoient pu vaincre tous les remèdes appropriés. Cette assertion hardie pourra paroître étrange à certaines personnes ;

personnes ; mais les médecins philosophes et observateurs me devinent déjà, et savent où j'en veux venir. J'en appelle à leur expérience. Combien, dans la pratique, n'ont-ils pas vu d'affections pathologiques (surtout dans la tribu des maladies chroniques) céder dès l'invasion d'une nouvelle atteinte morbifique ? Combien de stases humorales, d'empâtemens lymphatiques, d'obstructions invétérées, ne sont pas mieux et plus sûrement guéris par quelques paroxismes d'une fièvre d'accès, que par tous les vains secours de la polypharmacie ? Les fièvres intermittentes n'ont-elles pas été souvent le remède le plus efficace contre la manie, l'épilepsie, etc. ? L'art ayant cherché à imiter la Nature, est parvenu, dans certaines occasions, à rivaliser avec elle. Ce n'est que pour les *procréer*, ces fièvres (qu'on me pardonne cette expression), pour les provoquer et les déterminer, qu'on administre aux insensés des bains de surprise. Je n'ignore pas que ce moyen curatif a un double mode d'action : je sais qu'il influe tout-à-la-fois sur le physique et sur le moral ; mais on compte principalement sur le pouvoir de la fièvre que ne manque jamais de produire le bain froid par immersion imprévue. Je ne terminerois pas, si je voulois accumuler des exemples et des citations. Je ne me permettrai plus qu'une seule réflexion. Ces mêmes fièvres d'accès (les fièvres quartes automnales sur-tout, qui durent une ou plusieurs années) ne se guérissent-elles pas quelquefois, et plus souvent qu'on ne le pense, par la fièvre elle-même, dont la constitution atmosphérique change le type, principalement lorsqu'elle la ramène au génie inflammatoire ? Nul doute à cet égard : la fièvre inflammatoire, soit essentielle, soit symptomatique, peut mettre fin aux paroxismes interminables des fièvres d'accès. Et pourquoi donc une fièvre inflammatoire *artificielle* n'opéreroit-elle pas le même phénomène ? Je vais prouver l'affirmative, et je tirerai mes preuves dans l'inoculation de la vaccine.

Le 12 Nivôse dernier, j'ai vacciné à Canapville, Pélagie *Bellanger*, âgée de quatre ans, laquelle étoit atteinte de fièvre quarte depuis six mois. J'avois jusqu'alors refusé ses parens ; et si, de cette fois, je me rendis à leurs pressantes sollicitations, ce ne fut point sans quelque sentiment de crainte occasionnée, 1°. parce que la petite vérole étoit chez le voisin ; 2°. parce que la fièvre quarte de cet enfant avoit été si rebelle, et ses paroxismes, dont je fus plusieurs fois témoin, étoient si tumultueux et si intenses, qu'il y avoit beaucoup de risques à courir : je me déterminai néanmoins, et je choisis le lendemain d'un accès pour lui faire deux piqûres à chaque bras. Celui (l'accès) du sur-lendemain, que je redoutois, n'eut point lieu : l'enfant fut mal à son aise toute la journée, et déjà on signaloit les rudimens des quatre boutons qui se développèrent par la suite de la manière accoutumée. Le quatrième jour n'offrit rien de remarquable. Le cinquième, au matin, l'enfant fut hargneuse, elle refusa ses alimens ; elle se plaignit amèrement de douleurs sous les aisselles. Vers les neuf heures du soir, étant au lit, elle fut saisie d'un fort frisson, lequel dura près de deux heures, et fut accompagné de nausées, d'anxiétés précordiales, de légers spasmes, etc... Les parens alarmés me firent appeler en grande hâte ; je leur promis du calme, et je ne les trompai point : en effet, bientôt le pouls affecta un rhythme moins tumultueux ; la chaleur succéda au froid ; le visage, qu'à mon arrivée j'avois encore trouvé pâle et presque terne, devint coloré. Enfin, l'enfant s'endormit, et parut goûter les douceurs d'un sommeil assez tranquille pendant l'espace d'environ deux heures consécutives. A son réveil, elle demanda à boire, on lui présenta une tasse d'infusion théïforme de fleurs de tilleul, édulcorée avec du sirop de vinaigre, qu'elle saisit aveo avidité. Je profitai du moment pour visiter les bras ; les choses alloient au mieux. Je prescrivis la continuation de la tisane, le régime antiphlogistique, et je laissai l'enfant, en recommandant aux parens de bien noter toutes les circonstances de la maladie, pour m'en rendre compte à mon prochain voyage. La fièvre, restreinte dans de justes limites, dura deux jours consécutifs et quelques heures de plus, sans exacerbation de nature à être saisie par les assistans. Le vaccin fit des merveilles : j'en pris au huitième jour d'insertion, qui me réussit très-bien sur d'autres sujets. L'enfant n'a plus revu sa fièvre quarte : elle jouit maintenant de la santé la plus florissante.

Le 20 du même mois, j'eus encore occasion de vacciner à Canapville, Lucile *Lafontaine*, âgée de six ans, aussi atteinte depuis trois mois et demi environ, d'une fièvre quarte, compliquée d'obstructions au foie et au mésentère. La petite vérole venoit encore d'immoler une victime dans le voisinage ! L'enfant *Bellanger*, dont je viens de parler, ne touchoit qu'à son huitième jour; je n'étois pas autorisé à m'étayer d'un succès trop incertain..... Cependant le danger imminent, les larmes des parens (qui, ne tenant aucun compte des obstructions du jeune sujet, trouvoient une analogie entre son état et celui de Pélagie

Bellanger), me plongèrent dans une incertitude pénible. Enfin, après avoir bien balancé le *pour* et le *contre*, j'acquiesçai aux instances des époux *Lafontaine*. Lucile reçut deux piqûres à chaque bras, aussi le premier jour d'intermittence de sa fièvre quarte : le lendemain se passa comme de coutume ; le surlendemain l'enfant éprouva des bâillemens et des pandiculations aux heures accoutumées ; elle ressentit peu ou point de frisson : la fièvre fut très-obscure ; pour ne pas dire nulle. Le retour périodique de la fièvre quarte fut donc notoirement interrompu, comme dans l'observation précédente : ce qu'il y a encore de parfaitement analogue, c'est que vers la révolution du cinquième jour d'insertion du fluide vaccin, l'enfant fut saisie d'un frisson très-fort, qui, pour n'avoir duré qu'environ trois quarts-d'heure, n'en fut pas moins suivi d'un accès singulièrement orageux de fièvre inflammatoire, auquel vint se sur-joindre des symptômes effrayans, occasionnés par les vers. L'enfant fut en danger de mort pendant plus de soixante heures : ses parens, consternés, ne me firent pas le moindre reproche ; ils s'en étoient interdit le droit par leurs instances et leur obstination. Je n'en ressentis pas moins au fond de mon ame, sinon le remords, au moins une vive douleur ; néanmoins je ne perdis pas tout espoir : je conseillai les secours curatifs que je crus convenables ; ils furent scrupuleusement administrés, et avec succès. Les accidens majeurs cédèrent peu-à-peu, et le calme se rétablit. Les quatre boutons vaccins ne laissèrent pas que de parcourir leurs périodes ; ils se sont desséchés à l'époque de leur terminaison ordinaire. L'enfant ressentit un léger mouvement de fièvre le quatorzième jour de sa maladie (la fièvre principale l'avoit quittée le onzième); et ce paroxisme, qui fut le dernier, ne fut point précédé de frissons. La fièvre quarte a disparu entièrement, l'enfant s'est rétablie; aujourd'hui elle se porte assez bien.

A Bonneville-sur-Touques, le 28 du même mois (Nivôse), on me présenta à vacciner deux autres enfans, encore atteints de fièvre quarte: l'un, nommé Amand *Jouan*, touchoit à peine à sa deuxième année, et il étoit fébricitant depuis cinq mois et demi; jamais je ne vis d'enfant plus chétif, c'étoit une victime assurée pour la petite vérole... Mais pouvois-je espérer de la lui ravir! Je me ressouvins de la sentence de *Celse* (1). Je lui fis une piqûre à chaque bras: il n'en réussit qu'une,

(1) *Anceps remedium quàm nullum experiri satius est.*

celle du bras droit ; le bouton se développa, parcourut ses phases, et j'y puisai avec succès au septième jour. Ce pauvre enfant supporta donc à merveille l'inoculation ; si les paroxismes de la fièvre quarte n'ont pas été réellement interrompus (ce que je ne puis affirmer), toujours est-il qu'il survint une exacerbation notoire vers la fin du cinquième jour, époque où chez les autres sujets (Pélagie *Bellanger* et Lucile *Lafontaine*) l'invasion de la fièvre concomitante de la vaccine fut bien tranchée. Depuis ce moment, la fièvre se soutint au même degré pendant deux jours, après lesquels elle s'affoiblit peu-à-peu, pour insensiblement devenir nulle. La vaccine a été des plus bénignes : ce chétif enfant a repris chaque jour des forces depuis la chûte des croûtes de ses boutons ; il semble que son tempérament se soit fortifié : la vaccine offriroit donc, à cet égard, le même phénomène que la petite vérole.

L'autre sujet que je vaccinai le même jour, s'appelle Armand *Mazeau;* il alloit prendre ses dix ans, et il étoit atteint de fièvre quarte depuis trois mois. Ne me présentant aucune autre contre-indication à la vaccine, je ne balançai pas à lui faire quatre piqûres, deux à chaque bras : il eut à temps quatre superbes boutons, qui furent annoncés, vers la fin du cinquième jour, par un violent accès de fièvre notoirement inflammatoire. Ce paroxisme dura environ deux jours et demi sans rémittence ni exacerbation manifeste ; nuls épiphénomènes : la maladie fut des plus bénignes, il ne revit plus la fièvre quarte.

Je viens d'énoncer les faits, tels qu'ils se sont offerts à mon observation : quatre fois le travail de la vaccine a mis fin aux paroxismes de la fièvre quarte ! Voici ce qui est vrai, et éternellement vrai. Je n'en induirai pas, pour cela, que le fluide vaccin soit, par une propriété *sui generis*, un moyen curatif de la fièvre quarte ; je tomberois dans l'erreur de certains enthousiastes, qui voudroient faire de cet agent l'antidote ou le remède prophylactique de tous les maux, et même de la peste..... La vaccine ne préserve que de la petite vérole, *et vice versâ*, quand on a une fois cette dernière, on ne peut plus contracter la *vraie* vaccine. Ces deux contraires s'excluent mutuellement : *Contraria contrariis curantur.*

Dans les quatre observations que je viens de rapporter, ce n'est point la vaccine, je le répète, qui, par une propriété spécifique, a guéri la fièvre quarte ; mais c'est bien indubitablement la fièvre inflammatoire qui l'accompagne. Et faut-il s'en étonner? On ne peut, ce me semble, raisonnablement se refuser à admettre cette possibilité. Effectivement, la fièvre inflammatoire concommittante de la vaccine, en intervertissant l'ordre des oscillations vicieuses des fluides et des solides, en produisant des chocs et des secousses dans toute l'économie, peut-elle ne pas entraver la marche monotone et périodique qu'affectent les paroxismes des fièvres d'accès ? Et que faut-il davantage, lorsque ces dernières ne subsistent plus que par habitude, la cause morbifique étant réellement épuisée, ce qui arrive quelquefois ? Mais supposons que la cause efficiente de ces fièvres subsiste toujours : ne peut-il pas se faire que les produits critiques, froissés, heurtés, éliminés, chassés du torrent de la circulation ou des divers foyers qu'ils occupoient, soient transportés vers quelques émonctoires favorables, et par eux rejetés au-dehors ? Dans ce cas, la fièvre inflammatoire seroit dépuratoire. Mais je vois s'élever contre cette théorie les *solidistes* d'Edimbourg et de tous les pays ; et afin de concilier tout le monde, je suppose, pour un moment, que les fièvres d'accès (ainsi que toutes les autres affections morbifiques) dépendent exclusivement des vices et des aberrations des solides : eh bien ! ces solides, remués, irrités, titillés en divers sens, par la fièvre très-aiguë qui survient ordinairement à l'aurore du travail de la vaccine ; ces solides, dis-je, prennent, par suite de cette fièvre, des modifications qui ramènent la santé !.... Au surplus, cette aithiologie ne m'est pas si chère que je ne sois prêt à l'abandonner, et à me rétracter, aussitôt qu'on l'aura combattue victorieusement. Ce qu'il m'importe ici de faire, c'est de me justifier dans l'esprit de ceux qui pourroient m'accuser d'imprudence et de témérité ; c'est de prouver qu'en cas d'imminence de la petite vérole, on peut (on doit même) être moins asservi au précepte de ne vacciner que les sujets jouissant d'une santé parfaite. Et si les fièvres intermittentes ne sont pas rigoureusement une contre-indication à l'inoculation de la vaccine, combien d'autres affections ne peut-on pas ranger dans la même classe (1) ? Il est des

(1) Ce que j'annonçois ici comme une probabilité, est aujourd'hui une certitude. Plusieurs praticiens recommandables n'ont pas craint de faire usage de la vaccine dans une foule de cas pathologiques ; et il est maintenant bien avéré que la diarrhée muqueuse, la coqueluche, les ophthalmies, les croûtes laiteuses, les écrouelles, le rachitis, le rhumatisme, certains ulcères chroniques, la galle, la prédisposition à la phthisie, l'état convulsif même des enfans, ne doivent plus être considérés comme des contre-indications à la vaccination, lorsque la petite vérole menace. Voyez le dernier Rapport du Comité central, pag. 52 et suiv.

circonstances en médecine, où l'on peut hardiment abandonner les routes battues, et vérifier ce proverbe: *Audaces fortuna juvat.* Sans cette audace raisonnée, quatre sujets que j'ai préservés par la vaccine, eussent peut-être été moissonnés par son ennemie......

Je vais terminer ce Mémoire (je crains bien qu'on ne le trouve déjà trop prolixe) par rendre compte au Comité des progrès de la vaccination dans un arrondissement dont le chef-lieu s'honore d'avoir vu naître l'illustre Directeur de l'Ecole de Médecine de Paris.

L'épidémie variolique, assez répandue dans les murs de la petite ville de Pont-l'Evêque, cette année, y a fait peu de ravages : de-là la sécurité de beaucoup de pères, qui ont préféré abandonner leurs enfans à la contagion, plutôt que de leur faire administrer le préservatif. L'exemple de quelques personnes distinguées, que je regrette de ne pouvoir compter au nombre des prosélytes de *Jenner*, a entraîné la multitude......

Dans les campagnes, la vaccine a d'abord été un peu mieux accueillie ; mais bientôt souillée par des mains impures, elle ne pouvoit tarder à tomber en discrédit. Ici c'est un pâtre ignorant, décoré d'un diplôme d'*Officier de santé*, qui, armé de lancettes rouillées, la répand avec profusion et à vil prix (à huit sous par tête) ; là, un jongleur courant les marchés, qui l'inocule avec un clou..... Beaucoup de personnes vaccinées par ces deux saltinbanques, et tant d'autres de la même trempe, ont, dit-on, contracté ensuite la petite vérole : en faut-il davantage (que ces bruits soient vrais ou faux) pour enlever la confiance ?

Il est temps d'opposer une digue à ces abus, dont les conséquences sont très-sérieuses. Je conjure, en particulier, les membres du Comité central de faire tous leurs efforts pour fixer les yeux du ministère public sur ce déplorable charlatanisme.

Il n'est pas un de mes collègues qui ne forme les mêmes vœux ; et ces vœux ne peuvent être impuissans, lorsqu'ils seront présentés au Gouvernement par ces médecins recommandables auxquels il a trouvé plus d'un genre de talens, puisqu'il a jugé à propos de les appeler aux fonctions administratives les plus éminentes. Les médecins françois se glorifient de voir le célèbre *Chaptal* élevé à la dignité de Ministre de l'Intérieur (1) ; ils aiment à contempler le *Cicéron* de la chimie, au Conseil-d'État et à la tête de l'instruction publique. Ils ne tromperont point l'espoir de leurs collégues : les grands

(1) Maintenant Sénateur.

emplois qu'ils occupent ne leur feront point oublier qu'ils furent médecins avant tout... Ils sont bien pénétrés de cette maxime d'un des législateurs de notre art :

« *Quemadmodùm sanitas omnium rerum*
» *pretium excedit, omnisque felicitatis fun-*
» *damentum est, ita scientia vitæ ac sanitatis*
» *tuendæ omnium nobilissima, omnibusque*
» *hominibus commmendatissima esse debet.* »

HOFFM.

TABLE.

www.ingramcontent.com/pod-product-compliance
Lightning Source LLC
LaVergne TN
LVHW020027170826
845678LV00001B/154

* 9 7 8 2 3 2 9 7 5 6 4 8 6 *